ÉTUDE ANATOMIQUE ET HISTOLOGIQUE

SUR

L'APPAREIL GÉNÉRATEUR

DU GENRE HELIX

PAR

E. DUBRUEIL

MEMBRE DE PLUSIEURS SOCIÉTÉS SAVANTES

MONTPELLIER
C. COULET, LIBRAIRE-ÉDITEUR
LIBRAIRE DE LA FACULTÉ DE MÉDECINE ET DE L'ACADÉMIE DES SCIENCES ET LETTRES
Grand'rue, 5

PARIS
ADRIEN DELAHAYE, LIBRAIRE-ÉDITEUR
Place de l'École-de-Médecine.

1871

ÉTUDE ANATOMIQUE ET HISTOLOGIQUE

SUR

L'APPAREIL GÉNÉRATEUR

DU GENRE **HELIX**

OUVRAGES DU MÊME AUTEUR

Catalogue des Mollusques terrestres et fluviatiles du département de l'Hérault. 1re édition. Montpellier, 1863.

Id. 2me édition (considérablement augmentée). Montpellier, Paris. 1869.

Procédé pour la préparation des Limaciens. (Journal de Conchyliologie.) Paris, juillet 1864.

Nouveau procédé pour la préparation et la conservation des Mollusques. Paris, 1866.

Description d'une nouvelle espèce d'Helix. Bruxelles, 1867.

Note relative à une collection de coquilles exposée au Champ-de-Mars par la Commission des Colonies Françaises. Bruxelles, 1867.

Note sur le Buthus occitanus, Leach. (Annales de la Société d'horticulture et d'histoire naturelle de l'Hérault, 4me trimestre 1869.)

Note sur le genre Vorticelle. Idem.

Note sur le Brochet. Idem. Janvier 1870.

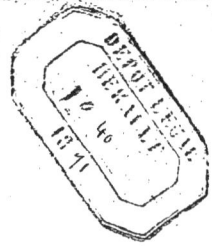

ÉTUDE ANATOMIQUE ET HISTOLOGIQUE

SUR

L'APPAREIL GÉNÉRATEUR

DU GENRE HELIX

PAR

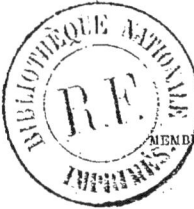

E. DUBRUEIL

MEMBRE DE PLUSIEURS SOCIÉTÉS SAVANTES.

MONTPELLIER

C. COULET, LIBRAIRE-ÉDITEUR

LIBRAIRE DE LA FACULTÉ DE MÉDECINE ET DE L'ACADÉMIE DES SCIENCES ET LETTRES

Grand'rue, 5

PARIS

ADRIEN DELAHAYE, LIBRAIRE-ÉDITEUR

Place de l'École-de-Médecine.

—

1871

Montpellier. — Typographie BOEHM & FILS.

Il s'est produit et il se produit encore, de nos jours, des théories si diverses et si contradictoires sur le mode de fécondation des Mollusques Gastéropodes appartenant au genre *Helix*[1], que nous croyons utile d'appeler l'attention sur cette question, dont aucun malacologiste ne méconnaîtra l'importance.

Quels sont les organes qui composent l'appareil reproducteur de ce genre? Quelle est la structure de chacun d'eux? Telles sont les questions que nous allons étudier dans ce Mémoire.

Nous réservons pour une prochaine publication la partie physiologique du même sujet.

[1] Cette étude n'embrasse que les Hélices de France. M. le professeur Jourdain a bien voulu se charger de l'exécution des figures de ce travail.

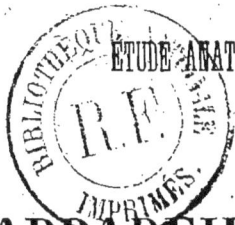

ÉTUDE ANATOMIQUE ET HISTOLOGIQUE

SUR

L'APPAREIL GÉNÉRATEUR

DU GENRE **HELIX**

I

1. Le nom de *glande hermaphrodite* [1], donné par H. Meckel et de Siebold à la glande qui, chez les Gastéropodes, remplit à la fois les fonctions d'ovaire et de testicule, est préférable à celui *d'organe en grappe*, sous lequel Laurent l'avait désignée, en ce que, tout en indiquant sa nature, il ne préjuge rien sur sa forme. Cette dénomination peut convenir à la configuration qu'affectent ses parties intégrantes chez certains Mollusques, mais elle ne saurait s'appliquer au genre qui nous occupe.

Arrosée par un rameau artériel qui se subdivise et qui est fourni par la portion de l'aorte que nous appellerons

[1] Nous remercions vivement le Dr Auzilhon du concours qu'il nous a prêté pour l'étude si délicate de cet organe.

aorte ascendante[1], cette glande est placée du côté inférieur droit du foie, dans le deuxième et le troisième tour de spire de l'animal ; en dehors, en avant et en arrière, elle est enchâssée dans cet organe, auquel elle adhère par son mince tissu d'enveloppe parsemé, chez quelques espèces, de granulations pigmentaires ; libre à sa face inférieure et en partie à son côté latéral droit, elle n'est séparée de la coquille que par le tégument du tortillon. Elle reçoit des filets nerveux émanés du système splanchnique (plexus postérieur).

Cet organe suit la spire de la rampe columellaire.

Déroulé, il offre une configuration qui varie suivant les espèces : en général, il adopte la forme d'un large cône renversé, à base dirigée vers le corps proprement dit, ou celle d'un demi-ovoïde dont le gros côté serait tourné vers le même point.

Nous en dirons autant de son volume ; il dépend surtout, chez les sujets adultes, de l'époque de l'année où on le mesure : de faible dimension en hiver, il acquiert son maximum de développement aux mois de juillet, août, septembre et quelquefois octobre[2].

Des cœcums en forme de tube, réunis par du tissu cellulaire, composent la glande hermaphrodite ; c'est ce que l'on peut voir même à l'œil nu, à travers les téguments :

1 Au-dessus de son point d'origine, l'aorte se bifurque, un peu en avant du ventricule du cœur. Une de ses deux portions (aorte ascendante) remonte vers le sommet du tortillon; l'autre (aorte descendante), décrivant une crosse à gauche, revient vers les parties antérieures du corps.

2 Chez l'*Helix aspersa*, sa dimension moyenne est suivant l'axe antéro-postérieur de 8 à 12 millimètres, et de 6 à 7 millimètres suivant l'axe transversal moyen.

elle doit être classée parmi les glandes *acineuses à acinis allongés*, et formant le passage des glandes en grappe proprement dites aux glandes en tube de faible longueur.

Une dissection minutieuse, jointe à l'emploi du microscope, permet de se rendre compte du groupement de ces acinis. On les voit s'ouvrir dans un canal excréteur commun, composant ainsi des lobules. Ces lobules se réunissent eux-mêmes pour constituer des groupes d'un ordre supérieur, des lobes au nombre de 4, 5, 6, 7, selon les espèces. Les canaux excréteurs de ces derniers se condensent en trois ou quatre troncs qui forment le canal excréteur de l'organe hermaphrodite ou *canal efférent* (Baudelot).

Il est facile de suivre la distribution de ces divers canaux. Il suffit, pour cela, de comprimer le canal de l'organe en question d'un *Helix aspersa* [1], pour faire refluer le liquide blanc et opaque qu'il contient vers la glande hermaphrodite, et voir tous les canalicules de cette glande complètement et naturellement injectés.

Meckel a été le premier à constater que les ovules et les spermatozoïdes ont un lieu commun d'origine [2]; mais il a cherché à expliquer ce fait, aujourd'hui hors de doute, par un mode de structure qui est vivement contesté. Pour lui, les follicules de l'organe hermaphrodite sont formés de deux poches emboîtées l'une dans l'autre et limitées par des membranes distinctes : la poche externe (*follicule ovarique*) produit les ovules, tandis que la poche interne

---

[1] Cette expérience est surtout probante dans la saison du rut.

[2] (*Muller's Arch.*, 1844, pag. 483, pl. XIV et XV.) — Avant lui Wagner avait observé le même fait. (*Wiegmand's Archiv.*, 1836, pag. 370.)

(*follicule testiculaire*) est réservée à la formation des spermatozoïdes.

Cette manière de voir, adoptée par quelques auteurs
et notamment par de Siebold, Owen et Leydig, a été
combattue en Allemagne par Gegenbaur et Leuckart, en
France par Gratiolet, Moquin-Tandon et Baudelot.

Nous ne saurions accepter l'opinion de Meckel : l'observation nous conduit à adopter la manière de voir des
auteurs que nous venons de citer en dernier lieu. En effet,
les acinis de la glande hermaphrodite se composent d'une
couche externe et d'une couche interne tapissée d'épithélium ciliaire [1].

La couche externe est formée par une membrane conjonctive claire, présentant des bords très-limités et adhérente à la couche interne. Cette membrane ne présente
pas de noyaux, ou du moins ils sont très-peu apparents,
même avec l'emploi de certains réactifs (nitrate d'argent,
acide acétique, carmin).

Au-dessous de la couche externe est placée la couche
interne, formée de trabécules conjonctifs, renfermant un
grand nombre de cellules dont la plupart sont granuleuses, transparentes, peu réfringentes [2].

---

[1] Nous ne pensons pas qu'on doive voir dans cet épithélium une membrane proprement dite ; on doit le considérer tout au plus comme une
condensation du tissu conjonctif de la couche interne. La même remarque s'appliquera aux diverses parties de l'appareil générateur qui en sont
pourvues.

[2] Nous avons examiné ces cœcums, chez l'*Helix aspersa*, au microscope,
à un fort grossissement, à l'état frais ou après les avoir laissés séjourner
quelque temps dans de l'eau distillée froide ou tiède. Pour en accuser les
membranes, nous les avons traités par une solution (au 1/100) de nitrate
d'argent ; les résultats obtenus ont été ceux que nous allons exposer.

Parmi ces dernières, on en aperçoit de plus grosses et de plus foncées que les autres, dont elles ne tardent pas à être séparées par une membrane très-mince, contre laquelle viennent se condenser les cellules environnantes. Cette membrane, résultant du dédoublement de la paroi cœcale, n'est autre chose qu'une sorte de *vésicule de Graaf*; c'est dans son sein que, par une évolution qui n'est pas sans rapport à celle qui a lieu chez les Mammifères, se forme l'ovule.

Quand le développement de cette vésicule est très-avancé, elle occupe une notable étendue du follicule, refoulant autour d'elle les autres cellules. A son centre, entouré d'une zone transparente, se trouve l'ovule, qui a suivi une évolution parallèle à la sienne et qui se présente sous la forme d'une cellule arrondie, jaune clair, à nucléus apparent.

La *vésicule de Graaf* est limitée par une membrane très-mince, pellucide, ainsi qu'on peut s'en assurer en traitant le cœcum par une solution affaiblie de nitrate d'argent.

Distendue par l'ovule qui se développe, cette membrane ne tarde pas à se rompre et à disparaître par une résorption complète. Quant à l'ovule, il tombe dans la cavité du cœcum. On peut, en comprimant légèrement le follicule avec une lame de verre, hâter le moment de la chute de l'ovule et déterminer la rupture de la loge qui le renferme. Devenu libre, ce dernier s'achemine, sous l'influence de la pression, vers le canal excréteur.

La pression des ovules contre la paroi du cœcum, beaucoup plus épaisse et plus résistante que la membrane de la *vésicule de Graaf*, produit un gonflement bien moindre sur la première que sur la dernière de ces parties.

Les autres cellules granuleuses qui se trouvent dans la cavité du même cœcum contiennent les spermatozoïdes de l'humeur séminale des Hélices à divers degrés de développement. D'abord on n'aperçoit que des granulations au sein d'une cellule primitive. Ces granulations ne tardent pas, dans l'intérieur de la cellule-mère, à se transformer elles-mêmes en petites cellules, dans l'intérieur desquelles on distingue par transparence les rudiments du spermatozoïde; de sorte que chaque cellule nucléolaire correspond à un spermatozoïde métamorphosé.

Quant à la cellule-mère, elle se rompt, et les prolongements flagelliformes des spermatozoïdes apparaissent au dehors, soit parallèlement, soit sous forme d'étoiles; leur partie céphalique est adhérente à la cellule. Enfin, détachés de celle-ci, ils sont encore quelque temps réunis en paquets.

Quelle est la configuration de ces spermatozoïdes? Chacun d'eux présente une tête plus ou moins ovoïde, mais toujours un peu atténuée à son extrémité antérieure. Celle-ci est suivie d'un appendice flagelliforme, d'une très-grande longueur, qui ressemble à un fil ou à un cil; quelquefois ce filament présente une largeur moins grande à son point de jonction avec la tête que dans le reste de sa longueur[1]. Enfin cet appendice possède, chez quelques espèces, près de sa terminaison, un léger renflement ovoïde. Lorsqu'ils sont encore réunis en paquets dans l'organe hermaphrodite, ils sont parfois animés d'un mouvement ondulatoire : ce mouvement s'observe chez la plupart

[1] Baudelot évalue à 1 millimètre la longueur de ces spermatozoïdes chez l'*Helix pomatia*. — Voir Moquin-Tandon, *Hist. Moll. France*, tom. I, pag. 216.

d'entre eux arrivés isolément dans le canal efférent. Ces spermatozoïdes, ainsi que les ovules, paraissent se trouver, en toute saison, en nombre plus ou moins considérable, dans la glande hermaphrodite des Hélices.

Dans le même organe, on rencontre aussi, mais rarement, des cellules sans nucléus : nous les étudierons dans son canal excréteur, où elles sont plus abondantes.

2. Comme toutes les glandes, la glande hermaphrodite est terminée par un canal excréteur (*canal efférent*, Baudelot) dont les dimensions ne sont pas en rapport avec la taille de l'espèce. Ce conduit, dont la forme est bien connue, est très-peu volumineux à son point d'origine, mais il ne tarde pas à acquérir une dimension plus forte et se pelotonne sur lui-même [1]. Il constitue une sorte d'*épididyme* plus ou moins caractérisé ; enfin, arrivé à l'organe de la glaire, il s'enfonce, en s'atténuant, dans une fente de la partie concave de cet organe, et va se continuer sous le nom de *gouttière déférente*. Ses replis sont rattachés entre eux par du tissu cellulaire.

Ce canal suit d'abord la portion inférieure du foie ; bientôt après, atteignant le cul-de-sac de l'intestin, il s'accole contre le bord inférieur de celui-ci ; puis, longeant sa partie droite, il va se porter au niveau de la glande de la glaire. Libre dans la première partie de son trajet, il n'est séparé de la coquille que par le tégument du tortillon et par le muscle columellaire.

Il est formé d'une enveloppe cellulaire, d'une couche

---

[1] Comme l'oviducte de certains Reptiles.

fibreuse [1] et d'une couche glanduleuse recouverte de cellules épithéliales vibratiles.

Conduit plutôt par le raisonnement que par l'observation, Meckel a admis que le canal excréteur était double, et que, par suite, la séparation des ovules et des spermatozoïdes serait constante.

De Siebold et M. Bourguignat [2] sont affirmatifs sur ce point, qui a été suffisamment réfuté par Laurent, Gratiolet, Moquin-Tandon, Lacaze-Duthiers et Baudelot, pour nous dispenser d'y insister.

Leydig [3] lui-même, tout en acceptant la théorie de Meckel sur les follicules de l'organe hermaphrodite, nous dit que l'emboîtement de ceux-ci s'arrête à leur collet.

Les membranes qui constituent les parois du canal sont minces et transparentes. Cet état se montre naturellement chez les jeunes Hélices et chez quelques individus adultes : chez la plupart de ces derniers, on remarque même que, près de l'organe hermaphrodite, le conduit est pellucide. C'est ce qu'on verra aisément pour toute la longueur du canal, si, après l'avoir séparé, on le débarrasse de son contenu.

La couleur variable qu'il affecte quelquefois dans la même espèce n'est donc due qu'à la matière qu'il renferme. Cependant, dans quelques espèces, il nous a paru recouvert de granulations pigmentaires. Dans le liquide du conduit déférent supérieur on rencontre un grand nombre de spermatozoïdes, et probablement aussi des

---

[1] La couche fibreuse est très-prononcée chez le *Zonites Algirus*.

[2] *Malac. Gr.-Chartreuse*, Paris, 1864, pag. 62.

[3] *Histol. de l'homme et des animaux*, trad. Lahillonc. Paris, 1866, pag. 612.

ovules. Ces derniers, suivant M. Bourguignat, « alors qu'ils sont en trop grande quantité, s'écrasent et se troublent dans les cellules de la paroi ovarique... Alors ils s'écoulent par la matrice, l'oviducte et le vagin, sous l'apparence d'un liquide *jaunacé* plus ou moins verdâtre [1]. » Ne pourrait-on pas trouver dans ce fait l'explication de la coloration différente de la substance contenue dans le canal excréteur ?

Cet organe contient aussi, surtout vers l'épididyme, un grand nombre de ces cellules sans nucléus, petites, faiblement réfringentes, que nous avons déjà trouvées dans la glande hermaphrodite. Ces cellules sont destinées à fournir un liquide qui sert de véhicule aux zoospermes.

A l'endroit où il pénètre dans la fente de la glande de la glaire, le conduit efférent présente un diverticulum, appelé *talon* par de Saint-Simon, qui a très-bien étudié cet organe [2].

Le *talon* est le plus souvent en forme de coude plus ou moins allongé. Il est assez manifeste chez l'*Helix rotundata* [3], où il est bilobé et tranche par sa couleur foncée sur la couleur blanche du canal. Chez l'*Helix aspersa*, son bout aveugle est un peu dilaté et fortement arrondi ; dans quelques espèces, il est bilobé ou trilobé.

Quant à sa structure, elle est analogue à celle des *prostates multiformes et multifides*, que nous étudierons plus loin.

---

[1] Bourg., *Malac. Gr.-Chartr.*, pag. 62.

[2] *Journal Conch.*, 1853, pag. 113.—Voir aussi Moquin-Tandon ; *Hist. Moll. France*, tom. I, pag. 189, 190, 191.

[3] Le talon est surtout apparent dans le genre *Succinea*, à cause de son plus grand éloignement de la glande de la glaire.

Sous des parois pellucides assez épaisses, on voit nager un liquide de couleur différente suivant les espèces.[1]; il contient des cellules à granulations.

Dans l'intérieur de ce diverticulum nous avons rencontré plusieurs fois des spermatozoïdes.

Nous le considérons comme un organe de nature glanduleuse, et nous le regardons, avec Moquin-Tandon, comme une prostate « destinée à lubréfier la partie étroite et terminale du canal excréteur ».

À partir du talon, le conduit efférent, d'un faible diamètre jusque-là, augmentant de volume, descend d'abord presque en ligne droite; puis, se portant à gauche, va se continuer sous la forme d'une gouttière[2].

Cette portion du conduit est composée des mêmes membranes que la première partie du même canal.

3. Swammerdam[3], Redi[4], Cuvier, Moquin-Tandon et surtout Baudelot, quoique différant d'opinion sur les fonctions qu'il remplit, ont trop bien décrit l'organe de la glaire pour que nous croyions utile d'y insister[5].

Quant à sa position, il adhère, par sa face convexe, à l'aide de son mince tissu d'enveloppe, au côté inférieur

---

[1] Chez l'*Helix aspersa*, ce liquide tire un peu sur le jaune.

[2] Ce trajet est bien plus évident dans certaines espèces des genres *Bulimus* et *Pupa*.

[3] Cet auteur, qui avait d'abord pris la glande de la glaire pour l'ovaire, a reconnu son erreur, et l'a très-exactement décrite sous le nom de *Succulus glutinis*.

[4] Redi a pris pour *un ligament qui forme les cellules*, le canal principal de cet organe, qui, pour lui comme pour Cuvier, est un testicule.

[5] On voit très-bien sa structure chez les petites espèces par transparence, au microscope, à un faible grossissement.

du foie, tandis que sa face concave, située le long du bord antérieur gauche de l'intestin, est libre.

Des cellules et des granulations entrent dans sa composition. Parmi les cellules, on en remarque un grand nombre sans nucléus, réfractant assez fortement la lumière et d'un volume considérable; comprimées les unes contre les autres, elles adoptent la configuration ovoïde, quelquefois polyédrique. Réunies en grande quantité et vues à l'œil nu, elles présentent une coloration blanchâtre ou jaunâtre. Leur contenu demi-fluide est homogène, transparent, incolore, quelquefois jaune d'ambre.

La plupart des auteurs ont vu de l'albumine dans la substance que ces cellules renferment[1]. En effet, leur contenu est composé d'une matière albumineuse, gélatiniforme, de nature et de consistance gluante et visqueuse. De nos jours, presque tous les physiologistes sont unanimes à reconnaître que les cellules de la glande sont destinées à fournir une enveloppe albumineuse aux ovules.

Swammerdam a dit, depuis logtemps, qu'à leur passage les œufs des Hélices s'enduisent de la matière gluante sécrétée par cet organe. Elle est déversée dans la première

---

[1] Suivant Leydig (pag. 613), « pendant sa période d'activité, la glande sexuelle des Hélicinés présente un aspect blanchâtre et gélatineux; elle ne produit alors que des globules d'albumine. »... « Mais, ajoute cet auteur, en novembre, j'ai trouvé (Helix hortensis) qu'elle était d'une couleur jaune intense. La cause en était une métamorphose graisseuse facile à suivre, que subissaient les globules albumineux. »

Laurent a observé que deux albumines de densité différente entraient dans la composition des œufs des Mollusques.

D'après Moquin-Tandon (tom. II. pag. 245), l'albumen « est d'une limpidité parfaite; on dirait une gouttelette d'eau;... il est à peine visqueux. »

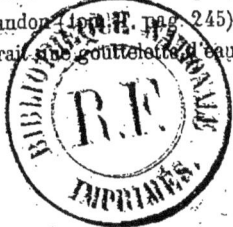

chambre de l'oviducte par un canal assez volumineux, terminé par un orifice ovalaire situé à droite de la gout-tière déférente.

La glande dont nous nous occupons présente son plus haut degré de développement après la fécondation[1]. On trouve, chez certains sujets, le canal efférent très-gonflé, tandis que l'organe dont il s'agit est loin d'avoir acquis toute l'extension qu'il aura dans la suite.

Les granulations libres offrent une forme variable ; le plus souvent elles présentent des surfaces rentrantes. Ces corps, qui ont toute l'apparence de corps solides, sont surtout nombreux à la face interne de la membrane enveloppante. Tout nous porte à croire que ce sont des parcelles calcaires, la plupart amorphes.

4. A son point d'origine, l'*oviducte*[2] remonte un peu dans l'intérieur de l'organe de la glaire, pour y former sa première chambre[3]. Opérant sa jonction supérieurement avec cette glande et, au voisinage de la face inférieure du foie, s'unissant latéralement avec la continuation du canal efférent, il suit le côté droit du corps de l'animal ; arrivé

---

[1] «Au temps du rut, l'organe de la glaire se développe d'une manière remarquable, et acquiert quelquefois un volume cinq ou six fois plus grand que le volume habituel.» (Moquin-Tandon, *loc. cit.*, tom. I, pag. 193.) Ce développement ne se produit qu'après la fécondation. (Voir Milne Edwards, *Physiologie et anat. comp.* Paris, 1870, tom. IX, pag. 351, not. 1.)

[2] Cet organe est, selon nous, désigné improprement par quelques auteurs sous le nom de *matrice*, car les œufs n'éprouvent, en général, aucun développement dans son sein.

[3] Le nom de *loge* ou *chambre*, employé par Laurent, est peut-être inexact, car ces parties ne sont séparées par aucune cloison transversale.

au niveau de l'estomac, il se porte à gauche et longe la face supérieure de cette portion du tube digestif; puis, obliquant à droite, il va s'insérer sur la partie latérale droite du vagin et déboucher à la gauche de la bourse du dard.

L'oviducte est rattaché au diaphragme pulmonaire et à la partie inférieure du corps par quelques petits muscles et du tissu cellulaire; quelques lambeaux de ce tissu le relient même au tube digestif.

On voit à sa partie supérieure gauche, presque au niveau de l'organe de la glaire, naître un muscle dont il est facile de suivre le trajet jusqu'à son point d'origine.

Le nerf du côté droit, envoyé au tortillon par un des ganglions sous-œsophagiens, passant sur lui à peu près au niveau de sa partie étroite, contribue à le maintenir dans sa position. Vers son milieu, la même portion reçoit un nerf, toujours émané des ganglions sous-œsophagiens, qui embrasse le vagin, mais ne lui envoie aucune ramification.

A peu de distance du ventricule, un peu au-dessous de l'endroit où elle forme une crosse, l'aorte (*aorte descendante*) fournit, dans une direction ascendante, un assez gros vaisseau à l'oviducte. Cette artère, qui rejoint cet organe à peu près à son origine, se bifurque en deux branches d'égal calibre: l'une de ces branches, remontant vers le sommet du tortillon, émet des rameaux qui se portent vers le canal efférent et vers la glande hermaphrodite; l'autre au contraire, revenant sur elle-même, descend latéralement entre l'oviducte et la gouttière déférente.

Un autre rameau, aussi fourni par l'*aorte descendante*, vient se joindre à peu près à la moitié de la longueur de

l'oviducte, au premier vaisseau ou artère *utérine*, et s'a-
nastomose avec cette artère.

Quelle est la structure de cet organe? Elle n'est pas la
même dans toute son étendue. Nous diviserons, sous ce
rapport, cette portion de l'appareil reproducteur en *oviducte proprement dit* et *col de l'oviducte*.

La première partie, d'une longueur assez grande, mais
variable, est caractérisée par sa largeur et par ses bour-
souflures plissées ; ces plis s'atténuent insensiblement vers
le col. Elle est formée, outre une membrane cellulaire
externe, d'une couche de tissu conjonctif circonscrivant
des aréoles qui renferment des cellules à granulations, et
recouverte à la partie interne d'épithélium ciliaire[1]. Ces
cellules sont petites et très-nombreuses. Les granulations
qu'elles contiennent adoptent les formes les plus variées :
ce sont des particules solides. Dans la même couche on
aperçoit aussi quelques noyaux libres.

Il existe une transition insensible entre l'oviducte et
son col : celui-ci présente pour caractères son étroitesse et
l'absence de plis. Il est composé d'une membrane cellulaire externe, d'une membrane musculaire moyenne et
d'une couche d'épithélium ciliaire plus prononcée que
celle qui existe à l'oviducte proprement dit. Les cellules
à granulations ont complètement disparu. On trouve dans
sa paroi interne quelques faisceaux de fibres assez dis-
tants. Ces fibres, qui se perdent dans le voisinage de
l'oviducte proprement dit, partent du point de jonction
de sa partie étroite avec le vagin.

---

[1] Suivant H. Meckel, ce sont de petits follicules glandulaires avec un
épithélium granuleux.

A ce point, dans la plupart des espèces, le col, après avoir décrit une légère courbure, est entouré dans son entier par un muscle gros et rond[1] que nous appellerons *sphincter de l'oviducte*. Du côté du vagin, dans lequel il fait saillie, ce muscle présente un bourrelet arrondi fendu dans son milieu en forme d'*x*.

5. A l'intérieur de l'organe de la glaire, le canal déférent de la glande hermaphrodite constitue une partie distincte que nous désignerons, avec Baudelot, sous le nom de *gouttière déférente*.

Prévost[2], le premier, a montré que cette partie du canal n'était pas complète, mais qu'elle présentait une sorte de rainure dont les bords chevauchent l'un sur l'autre. Baudelot a très-bien décrit cet organe chez l'*Arion rufus* et l'*Helix pomatia*.

Cette gouttière accolée à l'oviducte, ouverte de son côté, le suit dans presque tout son parcours, en s'unissant intimement avec ses parois ; elle est, en effet, enveloppée avec cet organe par une même couche de tissu cellulaire. Les bords de la rainure sont libres et ne sont séparés par aucune membrane de la cavité de l'oviducte.

Au-dessus de sa face extérieure est située la *prostate proprement dite*[3].

Cette prostate est composée de fortes glandes, allant en augmentant de volume de la partie supérieure à la partie inférieure de l'oviducte proprement dit.

---

[1] Il manque chez le *Zonites Algirus.*

[2] *Mém. soc. phys.* Genève, tom. V, pag. 123, pl. I, fig. 12, et pl. II, tom. III ; et *Ann. sc. nat.*, 1re série, XXX, 1833, pag. 43, pl. V.

[3] Voir Leydig, *loc. cit.*, pag. 599.

Elles sont formées de cellules à noyaux en général ir-
régulièrement arrondies : ces cellules renferment des granulations très-petites et très-nombreuses [1]. En comprimant
sous le microscope les glandes prostatiques, on voit le contenu de ces cellules s'acheminer rapidement vers le même
point. Ce point est l'orifice capillaire de ces glandes, qui est
situé dans la gouttière déférente et non pas dans l'oviducte.
La portion de la membrane cellulaire qui enveloppe la
prostate est excessivement mince.

6. Nous désignerons sous le nom de *vagin* la partie de
l'appareil reproducteur qui s'étend de l'oviducte à la
bourse commune et qui longe le côté droit du tube digestif [2].

Il présente, chez les espèces où il est le mieux accusé,
une forme ovoïde, quelquefois tubulaire. Le vagin est
limité supérieurement par le canal de la poche copulatrice,
à droite, dans sa partie médiane, par l'oviducte, et plus
bas par la bourse du dard [3].

---

[1] « Dans l'*H. hortensis*, la structure des utricules ramifiés de ce qu'on
appelle la prostate est telle, que l'on trouve antérieurement une couche
d'enveloppe fournie par du tissu conjonctif à grosses cellules, puis une
trame de muscles annulaires, qui ne s'étend pas sur tout l'utricule glan-
dulaire, et laisse libre le gros cul-de-sac terminal de l'utricule. En dedans
se trouvent les cellules de sécrétion dont la forme est cylindrique. » —
(Leydig, pag. 599.)

[2] Nous avons souvent rencontré dans cet organe un petit corps vivant,
cylindrique, allongé, grêle, filiforme aux deux extrémités ; l'extrémité
postérieure très-aiguë, l'antérieure faiblement arrondie : c'était un *Ascaris* :
il mesurait 5 millimètres de long.

[3] Nous n'indiquons pas parmi les organes qui le limitent les *prostates
multifides*, dont la position et le nombre, lorsqu'elles existent, ne sont
pas les mêmes dans toutes les espèces. — Les auteurs diffèrent d'avis

Les couches qui entrent dans sa composition sont les mêmes que celles qui constituent le col de l'oviducte; toutefois la membane musculaire y est plus développée, et l'épithélium interne n'est pas ciliaire. A la partie interne de cet organe, on remarque un faisceau de fibres qui part supérieurement du sphincter de l'oviducte et va se perdre dans le canal copulateur. En outre, on y voit des rides longitudinales.

7. Dans un grand nombre d'espèces du genre *Helix*, à un point plus ou moins élevé du vagin, on voit naître, en général, tant du côté droit que du côté gauche, des organes que nous appellerons *prostates multiformes* et *prostates multifides* [1], suivant qu'elles sont simples [2] ou ramifiées [3].

Ces prostates sont spéciales au genre qui nous occupe; mais toutefois on ne saurait les indiquer comme un caractère de ce genre, car elles manquent chez quelques espèces.

On trouve leur origine dans la prostate vaginale de la

sur la position du vagin. Suivant M. Bourguignat (*Malac. Gr.-Chart.*, pag. 60), dont nous admettons la définition, « il commence immédiatement au-dessus de l'orifice du fourreau de la verge et se termine aux orifices de l'oviducte et de la poche copulatrice. » — Mais nous ne saurions accepter la dénomination de *sac vaginal*, donnée par cet auteur à cette partie (*branche copulatrice*) que nous regardons, avec presque tous les anatomistes, comme une annexe du canal de la vessie séminale et non du vagin.

[1] Le nom de *vésicules multiformes* et *multifides*, que l'on donne généralement à ces organes, suivant M. de Blainville, « ferait croire qu'on les compare avec les vésicules séminales. »

[2] *Helix lenticula, acuta.*

[3] *Helix pomatia.*

plupart des *Zonites* [1]. Dans les espèces typiques de ce genre, cette dernière se présente sous la forme d'une masse glanduleuse qui enveloppe le vagin ; la nature et la structure de cette masse sont bien visibles chez le *Zonites Algirus* et chez le *Zonites lucidus*, dans lequel elle embrasse non-seulement le vagin, mais encore la partie inférieure du col de l'oviducte.

Par exception, dans le *Zonites candidissimus* (*Leucochroa candidissima*, Beck), on ne rencontre pas de prostate engaînante ; elle est remplacée par une glande *pédicellée* comparable, comme le dit Moquin-Tandon, à la poche copulatrice. A la base de cette dernière, on voit un petit mamelon allongé que nous considérons comme une prostate du même ordre (*fig.* 2).

Sans sortir du genre *Helix*, les prostates de l'*Helix Pyrenaïca*, et surtout celles de l'*Helix fruticum*, établissent le passage entre la prostate vaginale typique du genre Zonite et les prostates multiformes et multifides des Hélices. Dans l'*Helix fruticum* on trouve, en effet, contre le vagin, « près de la poche du dard, deux corps irrégu- » lièrement oblongs, composés chacun de deux ou trois » lobes courts, inégaux, fortement pressés les uns contre » les autres [2]. »

Chez l'*Helix Carascalensis*, il existe, outre les prostates multifides, une prostate vaginale comparable à celle du *Zonites candidissimus*. Elle en diffère toutefois en ce que son extrémité supérieure est terminée en houppe. Les

---

[1] Ces organes n'affectent pas dans ce genre la forme de cœcums allongés.

[2] Moquin-Tandon, *loc. cit.*, tom. I, pag. 205.

prostates de l'*Helix Quimperiana* sont aussi construites d'après un type à part. Elles sont représentées « par deux » paires de corps glanduleux longs de 3 millimètres, sem-» blables à des boucles flexueuses. » (Moquin.)

Quel que soit le nombre des rameaux de ces prostates, leur structure est toujours la même. Elles sont composées de cœcums plus ou moins allongés, affectant diverses formes et terminés inférieurement par des canalicules se rendant dans un tronc commun. Les dimensions de ces derniers, ainsi que celles des cœcums, varient suivant les espèces. Les trois membranes qui entrent dans la consti-tution du canal efférent entrent aussi dans la leur, à savoir : une interne glanduleuse, une médiane fibreuse et une externe celluleuse très-mince.

Au milieu de parois épaisses, on trouve un réservoir de faible dimension, mais qui se dilate au moment du rut. Il contient des granulations assez nombreuses nageant dans un liquide blanc, opaque, et ne renferme jamais de spermatozoïdes.

Il n'est pas difficile, chez certaines espèces, d'injecter les prostates multifides.

Ces tubes aveugles atteignent une dimension qui n'est pas en rapport avec la taille de l'animal. Ainsi, chez l'*Helix splendida*, ils ont jusqu'à 22 millimètres de long, et 13 chez l'*Helix cornea* ; tandis que ceux de l'*Helix naticoïdes* [1] mesurent seulement 5 millimètres, et ceux de l'*Helix aspersa* 13 millimètres. Les prostates multifides de

---

[1] Chez trois sujets adultes de cette espèce, que nous avons disséqués, les prostates multifides n'offraient que cette longueur. Moquin-Tandon leur attribue de 7 à 12 millimètres de long.

l'*Helix Galloprovincialis*, Dup. (*H. carthusiana*, Drap.)
atteignent 3 millimètres 6/10 de longueur (*fig.* 3).

8. A son extrémité supérieure, le vagin se prolonge
en un tube plus ou moins étroit. Ce conduit, non loin de
son point d'origine, s'attache à l'oviducte par le tissu
cellulaire de sa couche externe, le suit dans presque toute
sa longueur, et ne s'en sépare que pour aller rejoindre,
en formant une crosse, un organe en forme de poche,
qui est, en général, situé au côté inférieur du foie, auquel
il adhère par un muscle très-court.

Cette vessie, qui se rencontre chez tous les Androgynes
à orifice confondu, a reçu le nom de *poche copulatrice* ou
de *poche séminale*; le tube qui la relie au vagin en est le
canal. Elle est sphérique, ovoïde, pyriforme, réni-
forme, etc.; mais, quelle que soit sa configuration, elle
est toujours terminale et ne présente jamais cette forme
caractéristique qu'on rencontre chez le *Zonites Algirus* [1].

Par exception, le canal copulateur de l'*Helix trochoïdes*

---

[1] Chez cette espèce, avant le moment du rut, la poche copulatrice est
portée inférieurement par un canal de 1 centimètre à 1 centimètre et demi
de long, et surmontée par un canal de même nature qui mesure 1 cent.
Ce canal va en s'atténuant jusqu'à son extrémité supérieure, qui est arrondie, et du sommet médian de laquelle part un muscle d'attache de
très-faible diamètre et d'une longueur de 9 millimètres, qui va s'insérer
sur l'oviducte (*fig.* 4). — De Siebold assimile ce canal à la *branche de la
poche copulatrice*; nous ne saurions adopter son opinion. — Pendant et
après l'accouplement, le canal inférieur et le canal supérieur, dilatés par
le *capreolus*, acquièrent un volume égal à celui de la poche copulatrice,
dont le contenu remonte quelquefois jusqu'au sommet de ce dernier conduit
(*fig.* 5). C'est cet état que Moquin-Tandon a figuré dans la *fig.* 55, pl. IX
de son *Hist. des Mollusques de France*.

n'est pas terminé par une poche : il va en s'atténuant à
sa partie supérieure.

Une artère fournie par l'aorte descendante et longeant
d'abord la partie inférieure de l'oviducte, remonte vers
la poche copulatrice et se divise à sa surface en nombreuses ramifications.

Il n'y a aucun muscle qui sépare le conduit de la vessie
séminale du vagin ; aussi une injection poussée par ce
dernier organe remplit-elle aisément tout ce tube.

Les replis membraneux que nous avons signalés au
dedans des parois vaginales se prolongent, en s'atténuant,
dans le canal copulateur.

Chez beaucoup d'especes du genre *Helix*, ce conduit
est muni d'un diverticulum que nous désignerons, avec
Moquin-Tandon, sous le nom de *branche copulatrice*.

La longueur de cette branche est plus ou moins grande
suivant les espèces. Dans l'*Helix vermiculata* elle atteint
28 centimètres et 30 centimètres, tandis qu'elle est rudimentaire dans l'*Helix pomatia* [1].

Nous en dirons autant de sa largeur, en faisant observer qu'elle est généralement plus grande que celle du
canal de la poche copulatrice. Ce fait est sensible chez
l'*Helix cornea* par exemple, où ce dernier conduit est

---

[1] Baudelot dit qu'il a rarement vu le canal copulateur de cette espèce
présenter une courte branche. On ne peut pas révoquer en doute, chez un
grand nombre de sujets, l'existence de ce *diverticulum*. Nous en avons
constaté la présence sur cinq *Helix pomatia* que nous avons ouverts. La
longueur du canal variait entre 4 cent. 2 mill. et 4 cent. 4 mill.; à une
hauteur de 3 cent. 4 mill. au-dessus du vagin, naissait de ce conduit une
branche à extrémité supérieure aveugle, ovoïde, de 3 à 3 1/2 millimètres
de long.

capillaire, tandis que le diverticulum mesure 1/2 et même 3/4 de millimètre.

Son extrémité supérieure toujours aveugle est brusquement arrondie, ovoïde, subulée, etc.

Située à son point d'insertion sur le canal copulateur, cette branche remonte en décrivant de nombreux replis rattachés entre eux par du tissu cellulaire, et va s'attacher par son extrémité supérieure entre l'oviducte et la gouttière déférente, à peu près au point de naissance de la glande de la glaire.

Elle est maintenue dans ce point par du tissu cellulaire et jamais par un muscle.

Les parois du canal de la poche copulatrice sont composées d'une membrane cellulaire externe et de deux couches conjonctives [1] : l'interne est tapissée d'épithélium ciliaire.

Les mêmes membranes entrent dans la constitution de son diverticulum.

Quant à la poche, elle est formée des mêmes éléments que son canal. Dans son intérieur, on remarque une substance qui varie suivant l'époque où on l'examine [2] : rose ou faiblement rougeâtre et presque liquide au temps du rut, elle prend une couleur brunâtre et une consistance de plus en plus concrète après la fécondation.

On remarque dans cette matière :

1° Des granulations ;

---

[1] Dans quelques espèces, une de ces deux couches est musculaire ; elle est fortement musculaire dans le *Zonites Algirus*.

[2] Redi fait observer que la matière contenue dans la bourse de la poche copulatrice n'est point adhérente à cette bourse.

2° Quelques cils vibratiles détachés de la surface interne du canal ;

3° Des appendices flagelliformes de spermatozoïdes;

4° Des cellules assez grosses, sphériques, offrant en un point de leur contour une sorte de protubérance ;

5° Des spermatozoïdes ;

6° Des Infusoires.

Ces divers éléments se rencontrent en nombre plus ou moins grand en toute saison dans la vessie séminale [1].

Baudelot, combattant la théorie de Gratiolet sur la fécondation des Hélices, émet l'opinion que ce savant a pris pour des spermatozoïdes de petits corps qui sont des Infusoires. Nous avons constaté l'existence de ces animalcules surtout au voisinage de la paroi de la poche copulatrice ; ils réunissent tous les caractères signalés par Baudelot, et diffèrent surtout des spermatozoïdes en ce que leur partie céphalique change de forme, elle se dilate et se contracte à chaque instant. Le nombre en est bien moins grand lorsque le contenu de la vessie est concret. Mais, parmi ces Infusoires, on rencontre des spermatozoïdes reconnaissables aux caractères que nous avons indiqués plus haut. Le mouvement de ces zoospermes s'opère, non pas en décrivant une révolution sur eux-mêmes, mais de droite à gauche et de gauche à droite.

La vessie copulatrice se dilate à l'époque des amours.

9. En suivant l'ordre naturel du groupement des or-

---

[1] « Il m'est cependant arrivé une ou deux fois de rencontrer, même au milieu de l'hiver, des spermatozoïdes encore intacts, mais entièrement immobiles dans la cavité de la poche copulatrice. » (Baudelot, *loc. cit.*, pag. 46.)

ganes, on rencontre au côté droit du vagin, communi-
quant avec lui par un orifice oblique situé à l'endroit où
ce dernier se rattache à la bourse commune, une poche
plus ou moins allongée, pyriforme, obtuse, arrondie,
quelquefois bilobée.

Cette poche, connue sous le nom de *bourse du dard*, est
située immédiatement sous la peau ; à sa base, elle suit
la paroi droite du corps proprement dit, tandis que son
sommet se porte à gauche dans la partie supérieure ; elle
est couchée sur le vagin. A son côté gauche on trouve le
tube digestif et le fourreau de la verge. Supérieurement
à cet organe est placée une couche de tissu cellulaire attenante à la peau [1].

Rarement on voit chez le même sujet deux de ces
bourses. Elles sont, dans ce cas, placées tantôt du même
côté du vagin, tantôt du côté droit et du côté gauche de
cette portion de l'appareil reproducteur. Chez l'*H. villosa*,
ces bourses sont bilobées.

La poche du dard est très-petite et presque rudimentaire chez l'*Helix limbata*. Elle affecte chez l'*Helix
carthusiana*, Mull. une forme très-curieuse : dans cette
espèce, elle est constituée par un petit mamelon de 1^{mm}
de long, surmonté d'un canal à bout arrondi qui éprouve
un rétrécissement très-marqué à son point de jonction
avec le mamelon. Ce canal a 5 millimètres de longueur [2].

---

[1] Dans les mouvements d'extension du corps, chez l'*H. aspersa*, le bout
aveugle de la bourse du dard est situé à peu près à 5 millimètres du
collier. Elle rentre au contraire dans les mouvements de rétraction jusqu'au voisinage de la glande précordiale.

[2] Voir Moquin-Tandon, *loc. cit.*, tom. I, pag. 210, pour la poche du
dard de l'*Helix elegans*.

Enfin, cet organe n'existe pas dans quelques espèces.

Du ganglion sous-œsophagien du côté droit partent plusieurs filets nerveux qui vont se rendre à la base de la bourse du dard. Le même ganglion fournit, en outre, un nerf plus gros qui se distribue à cette poche. Un petit filet nerveux lui est aussi envoyé par le ganglion sus-œsophagien droit.

La poche du dard est très-contractile.

Sous une enveloppe résistante, on trouve dans cet organe une membrane musculaire très-épaisse[1], et intérieurement une couche conjonctive quelquefois recouverte de granulations pigmentaires, et une couche épithéliale.

Cette bourse, creusée d'un plus ou moins grand nombre de sillons, présente à son extrémité aveugle une éminence papillaire qui supporte un *stylet* ou *dard*[2]. A l'intérieur de cette papille on remarque de petits corps solides agglomérés. Elle embrasse l'extrémité du stylet, qui a la forme d'une petite couronne composée d'un grand nombre d'arêtes longitudinales. Cette couronne offre dans sa partie centrale une cavité qui s'étend, en se rétrécissant, jusqu'au sommet de l'instrument dont elle forme la base. Quant au mamelon, il possède aussi un épithélium semblable à celui des parois de la bourse. C'est cette membrane, dont ces dernières et la papille sont revêtues, qui sécrète le *dard* dont la nature est depuis longtemps connue[3]. « Il est ma-

---

[1] « Son enveloppe dure, élastique, n'a aucun rapport avec celle de l'oviducte; elle est d'un blanc perlé comme les fibro-cartilages. » (Prévost.)

[2] « Un stylet analogue se rencontre chez quelques *Doris*. » (Milne-Edwards, *Physiol. et anat. comp.*, tom. IX, pag. 352, not. 1.)

[3] « Le dard présente une grande effervescence dans l'eau forte. » — (Swammerdam.)

» nifeste que, pour former cet instrument, les cellules épi-
» théliales sécrètent une substance qui s'encroûte bientôt
» de sels calcaires. » (Leydig.)

La bourse du dard s'ouvre dans le vagin par un orifice
oblique. A sa jonction avec cet organe, les parois de cette
bourse sont munies de deux petits muscles transversaux,
en biseau à arête émoussée, laissant entre eux une étroite
ouverture.

10. A la hauteur de son orifice dans le vagin, sous
une enveloppe épaisse, on voit naître une substance d'un
blanc mat, de consistance plus dure que le tissu musculaire de la bourse du dard. Elle est formée de cellules
longues, étroites, cylindriques, arrondies à leurs deux
extrémités. Ces cellules de tissu fibreux apparaissent déjà,
mais en nombre très-restreint, au fourreau du stylet.

Cette partie constitue la *bourse commune*, ainsi nom-
mée parce que dans cette cavité viennent aboutir la verge
et le vagin.

De forme plus ou moins arrondie et de dimension
variable, et cela souvent dans la même espèce [1], elle est
parcourue longitudinalement et supérieurement, à peu
près dans son milieu, par le grand tentacule droit, dont
le muscle passant sous l'oviducte va s'insérer sur les
muscles du pied [2].

Le même auteur signale dans ce corps une cavité centrale dans laquelle
on peut aisément loger un cheveu.

[1] Sa grandeur dépend de l'époque de l'année où on l'examine.

[2] Par une particularité remarquable, la bourse commune manque chez
le *Zonites Algirus*. La verge et le vagin viennent déboucher au dehors
chacun par un orifice séparé, enveloppés tous les deux par un sphincter

Un peu plus à droite, cette sorte de sac vestibulaire est embrassée par quelques brides musculaires qui s'insèrent sur la peau de la partie droite du corps, et qui émanent du système musculaire central ; elle est maintenue en dessous dans sa position par un muscle long allant rejoindre ceux du pied.

Les fibres, si fortement prononcées à l'origine de la bourse commune, vont en s'atténuant quand celle-ci descend vers l'*ouverture génitale*.

11. Cet orifice est placé, dans le genre *Helix*, vers le sommet du cou, derrière le grand tentacule droit, à un point plus ou moins rapproché de cet organe. Ses bords sont garnis de plis longitudinaux ; il est enveloppé par un sphincter.

12. La bourse commune, du côté gauche, donne insertion au *fourreau de la verge*.

Située à son origine du côté droit du corps, la gaîne du pénis, chez bon nombre d'espèces, franchit le tube digestif au niveau du cou. Dans sa route vers la partie gauche, elle ne tarde pas à décrire du même côté une courbe qui la ramène vers son point de naissance. Passant ensuite sous sa portion dilatée et à droite de celle-ci, tantôt elle se continue en un conduit plus ou moins long, après avoir donné attache à la partie du canal désignée sous le nom de canal *déférent inférieur*, tantôt elle se continue insensiblement avec ce canal.

commun. Nous devons la connaissance de ce fait à notre ami, M. Sicard, professeur-agrégé à la Faculté de médecine, qui a été le premier à le découvrir.

Chez presque toutes les espèces, latéralement, d'un point plus ou moins élevé du fourreau, quelquefois même de sa base, part un muscle plat qui va s'insérer sur la cloison qui sépare les deux chambres du corps. Ce muscle *rétracteur* assez long augmente de largeur et s'aplatit de plus en plus à mesure qu'il se rapproche du diaphragme, auquel il s'attache par de nombreuses fibres.

Quelques-unes des espèces dépourvues de flagellum ont le fourreau fixé par un muscle terminal : cette disposition se voit très-bien chez l'*Helix rotundata*.

Par exception, l'*Helix ciliata* présente deux petits muscles rétracteurs, un peu au-dessous de l'appendice, à l'endroit où le fourreau commence à se renfler (Moquin).

Il existe aussi, chez un certain nombre d'espèces, un muscle *protracteur*, reconnaissable à la direction de ses fibres, situées en sens inverse de celles du muscle rétracteru (Moquin).

Les ganglions sous-œsophagiens donnent naissance, du côté droit, à un nerf assez gros qui se rend au fourreau de la verge. A son point d'origine, ce nerf longe du même côté les cordons qui unissent les deux portions du collier médullaire ; puis, se portant vers le bas de la gaîne du pénis, il rampe presque en ligne droite le long de cette partie, et va se terminer, selon les espèces, au sommet de la dilatation ou à la partie moyenne du fourreau.

Du ganglion sus-œsophagien gauche part aussi un filet nerveux qui va rejoindre l'organe mâle.

Le fourreau de la verge peut se diviser en trois parties [1] : la première comprend depuis la bourse commune jusqu'au

---

[1] Cette division ne saurait s'appliquer qu'à l'anatomie descriptive.

sommet de la verge proprement dite ; la deuxième, ou partie étroite, s'étend de l'extrémité du pénis au point d'insertion du canal déférent inférieur ; enfin la troisième, ou *flagellum*, se compose d'un prolongement flagelliforme plus ou moins considérable. Cette troisième partie manque chez un certain nombre d'espèces. Plus rarement l'absence du flagellum est accompagnée de celle de la partie étroite de la gaîne ; dans ce cas, le canal déférent s'insère, en général, au sommet de la première partie.

Cette première portion, de diverses formes suivant les espèces, est formée de deux membranes, l'une cellulaire, l'autre musculaire à fibres longitudinales et transverses. A son point de jonction avec la bourse commune, elle est transversalement munie d'un petit muscle rond. A partir de ce niveau jusqu'un peu au-dessus de son extrémité supérieure, les couches qui la composent ne sont point adhérentes à la verge, qui est contenue seulement dans cette portion de son fourreau.

On peut distinguer, dans la *verge*, le *pied* et le *corps*.

Le *pied* s'unit intimement au fourreau, au voisinage du muscle rond de la base de ce dernier. A partir de ce point, il est libre et formé par une couche de même nature que la couche interne de la gaîne, mais beaucoup plus épaisse. L'intérieur du support est creux ; les parois de cette cavité sont lisses [1].

Plus ou moins long selon les espèces et suivant leur état de contraction, le *pied* va, en remontant, donner insertion au *corps* de la verge ; mais il ne se termine pas au

---

[1] Nous n'avons pas besoin de faire observer que nous décrivons la verge à l'état de repos.

point de naissance de celui-ci : sa membrane musculaire à fibres longitudinales et transverses adhère à la membrane à fibres longitudinales seulement qui entre dans la constitution du corps de l'organe mâle, remonte jusqu'au sommet de celui-ci, et l'enveloppe.

La couche musculaire du *corps* présente un repli supérieurement et inférieurement : l'inférieur est un peu plus prononcé que le supérieur. La partie supérieure de la verge donne quelquefois naissance à un petit mamelon de forme plus ou moins ovoïde, dont l'extrémité libre regarde le pied. Ce mamelon, qui offre une fente transversale à bords mousses, constitue l'extrémité de cet organe. Il n'existe pas chez toutes les espèces ; dans beaucoup d'entre elles il est rudimentaire ; chez quelques-unes le bord supérieur du corps du pénis n'est pas percé d'une ouverture terminale et est aveugle : dans ce cas, la verge est construite suivant un type différent.

Cette portion de l'organe mâle, plus ou moins cylindrique, est pourvue de rides, de papilles, etc. La forme qu'elle affecte chez l'*H. aspersa* et chez l'*H. pomatia* est depuis longtemps connue ; le corps de la verge de l'*H. splendida* présente des sillons qui se coupent à angle aigu et forment une sorte de losange.

La deuxième partie du fourreau part de l'endroit où la verge vient se terminer, et n'embrasse par conséquent aucune portion de cet organe. De longueur variable, elle s'étend jusqu'au point d'insertion du canal déférent inférieur en s'atténuant, ou plus rarement en conservant le même diamètre. Dans l'*H. ciliata*, elle présente un rétrécissement suivi d'un renflement qui va, en diminuant de volume, s'unir au flagellum.

Nous avons déjà dit que les couches du fourreau cessaient d'être non adhérentes un peu au-dessus de l'origine de cette partie.

Trois membranes entrent dans sa composition : une cellulaire externe, une musculaire à fibres allongées médiane, et une glanduleuse interne. La couche moyenne est la continuation de la membrane à fibres longitudinales et transverses de la première portion du fourreau. On voit, en effet, celle-ci disparaître insensiblement dans cette portion de la gaîne. La membrane glanduleuse est formée d'une infinité de petites glandes contenant un liquide incolore.

A l'origine de cette portion intérieurement, contre le sommet de la verge, on aperçoit un certain nombre de cannelures longitudinales.

Le *flagellum*, qui constitue la troisième partie du fourreau, est libre dans tout son trajet ; son extrémité affecte diverses formes. Les membranes qui entrent dans la constitution de la deuxième partie de la gaîne entrent aussi dans la sienne. Il n'est séparé de cette portion par aucun muscle et par aucun rétrécissement ; les cannelures que nous avons signalées plus haut se continuent dans son intérieur.

En dehors de l'époque du rut, le flagellum est vide ; mais au moment des amours il renferme le corps singulier connu sous le nom de *capreolus*.

Moquin-Tandon, vers la fin de l'été de 1850, a ouvert des *H. tristis* « qui n'avaient point de capreolus, mais dont le flagellum se trouvait rempli d'une matière un peu épaisse composée d'une quantité innombrable de petits grains calcaires : c'était la matière du capreolus[1]. » Nous avons vérifié le fait sur l'*H. vermiculata*.

Mais cette portion du fourreau n'est pas la seule où se forme le capreolus; la deuxième partie de la gaine est spécialement destinée à produire la partie principale de ce corps[2]. Les cannelures sont beaucoup plus prononcées à la deuxième partie du fourreau de la verge qu'à la troisième.

Il faudrait toutefois se garder de conclure du manque de la portion étroite du fourreau et de celle du flagellum, dans certaines espèces, à l'absence de capreolus, car dans ce cas une partie du canal déférent est destinée à produire le spermatophore[3].

Un exemple remarquable de cette disposition nous est

[1] Sur le Capreolus, *Journal de Conch.*, 1851, pag. 326 et suiv. — De Siebold, Stein et Lespès ont signalé la présence d'un spermatophore chez certains Insectes.

[2] Voir Milne-Edwards, *Physiol. et anat. comp.*, pag. 359.

[3] De Siebold se demande si les prostates multifides du genre *Helix* ne seraient pas destinées à sécréter une substance coagulable qui envelopperait le sperme au moment de la fécondation.

Moquin-Tandon croit que le spermatophore est produit dans le *flagellum.*

Suivant Fischer, il est formé dans le canal déférent, soit dans sa partie adhérente à l'oviducte, soit dans sa portion libre. D'après cet auteur, la formation du capreolus «n'a pas lieu de toute pièce; il n'y a pas exsudation »instantanée d'albumine dans toute la longueur du canal. Mais de nou- »velles couches s'ajoutent d'arrière en avant, à mesure que la partie »antérieure est poussée par les contractions musculaires du canal déférent »(dans sa partie libre) et de l'organe femelle, lorsqu'elle y est engagée. »

D'où provient cette albumine ? Nous ne pensons pas, avec Fischer, que ce soit de la glande de la glaire : les rapports anatomiques de cet organe s'y opposent; nous croyons qu'elle est fournie par la membrane glanduleuse de la deuxième portion du fourreau de la verge et du *flagellum,* quand il existe, ou, à leur défaut, par la partie du canal déférent inférieur attenante à la gaine de l'organe mâle.

offert par certaines espèces du genre *Zonites*. Chez le
Zonites Algirus, par exemple, la verge n'est pas perforée
à son extrémité supérieure. Un peu au-dessous du point
où prend naissance la partie lisse que nous considérons
comme l'extrémité de cet organe[1], vient s'insérer latéralement le canal déférent inférieur.

Ainsi que nous l'avons signalé dans notre *Catalogue des
Mollusques terrestres et fluviatiles de l'Hérault*, ce canal,
qui mesure 50 millimètres, n'a pas le même volume dans
toute sa longueur. A partir de son point de jonction avec
la gouttière déférente jusqu'à une distance de 31 millim.,
son diamètre est d'un tiers et tout au plus d'un demi-
millimètre chez quelques sujets; tandis que dans la
deuxième partie de son parcours, qui va se terminer à
l'organe mâle et qui est de 19 millimètres, il est égal à
1 millimètre et quelquefois 1 millimètre et quart de largeur.

La partie étroite du canal est pellucide; la partie dilatée,
d'un blanc opaque, se compose des mêmes couches qu'on
observe dans le flagellum. Sous une membrane cellulaire
externe on trouve une membrane musculaire très-pro-

---

[1] Cette portion terminale a été considérée par Moquin-Tandon comme
un *flagellum rudimentaire*. Il nous paraît difficile d'admettre cette opinion par les raisons suivantes : il n'y a pas la plus légère trace de séparation entre ce prétendu *flagellum* et la verge proprement dite ; au moment
du coït, il précède le pénis, en se gonflant, dans son mouvement de rétro-
version, et sort avec lui du corps de l'animal auquel il appartient. Or, il
est aujourd'hui démontré qu'il n'en est pas ainsi du *flagellum*, qui, suivant Moquin-Tandon lui-même, « ne se renverse pas et ne change pas
même de place pendant l'accouplement» (*Hist. Moll. France*, tom. I, p. 234).
Enfin, nous n'avons jamais trouvé dans cet organe de *capreolus*. Nous
devons pourtant dire qu'il nous a paru glanduleux intérieurement, mais
dépourvu de cannelures.

noncée, suivie elle-même d'une couche glanduleuse qui n'existe pas dans la portion étroite du même conduit.

De plus, les cannelures longitudinales du flagellum sont remplacées dans la partie la plus large par de nombreuses lamelles disposées comme la spiricule des trachées végétales s'étendant en spirale oblique entre les deux bords du canal; leur obliquité augmentant vers le point de jonction des deux portions de ce dernier, elles deviennent à peu près longitudinales au voisinage de cet endroit (fig. 6). Elles sont ordinairement couvertes de particules solides, de couleur blanche, donnant effervescence avec l'acide chlorhydrique. Mais si, à l'aide d'un courant d'eau, on les débarrasse de ces corpuscules calcaires, leur configuration devient manifeste : on les voit former des sortes d'ondulations à angle rentrant aigu.

C'est dans cette portion du canal qu'est sécrété le capreolus.

Ce corps, qui a 26 millimètres de long et 1 millimètre de largeur moyenne[1], est de forme tubulaire, allant en diminuant de volume des deux côtés à partir de son tiers inférieur[2]. C'est un canal complet garni de nombreuses cannelures spirales (fig. 7). Une coupe transversale a l'apparence d'une roue d'engrenage garnie de douze à quatorze petites dents (fig. 8). Son extrémité supérieure se termine par un tube à ouverture capillaire où les lamelles disparaissent, tandis que l'autre, où elles sont plus prononcées, est bien moins longue et présente un

---

[1] Sa longueur s'opposerait à ce qu'il fût formé dans le *flagellum rudimentaire* de Moquin-Tandon.

[2] Il est recouvert d'une membrane albuminoïde.

orifice plus large. Dans le corps de l'animal, il offre une consistance très-résistante ; exposé à l'air, il devient vitreux, transparent et friable.

Le capreolus du *Zonites Algirus* contient intérieurement un liquide visqueux, très-épais, dans lequel on aperçoit un grand nombre de spermatozoïdes. Ce liquide, incolore dans la portion supérieure du spermatophore, prend une couleur blanchâtre et une densité plus grande dans sa portion inférieure. C'est dans cette portion que sont emmagasinés les zoospermes. La ligne de démarcation entre ces deux parties est brusquement marquée[1].

A raison de sa consistance, le spermatophore ne se recourbe qu'à ses deux bouts. Par un motif que nous ne saurions indiquer, nous avons toujours trouvé *son extrémité inférieure fortement engagée dans le col de l'oviducte,* qui n'est pas muni à sa base d'un muscle transverse[2].

Les caractères que présente l'appareil générateur du *Zonites Algirus* nous sont aussi offerts par celui du *Zonites lucidus*. Toutefois les cannelures du canal déférent, au lieu d'être transversales, nous ont paru être longitudinales.

Moquin-Tandon a très-bien étudié les formes que présente le capreolus dans les différentes espèces du genre *Helix* ; nous renvoyons à son *Histoire des Mollusques de France* et à un article sur ce sujet publié par lui dans le *Journal de Conchyliologie* (1851), ainsi qu'à un Mémoire

---

[1] Dans l'acte du coït, par l'effet des contractions musculaires du canal et de la verge, le capreolus est, dans cette espèce, expulsé du conduit déférent. Une fois arrivé dans l'organe mâle, il est poussé comme par un tampon par l'extrémité aveugle de celui-ci à travers l'orifice génital femelle et le vagin, jusqu'à ce qu'il soit parvenu dans la poche copulatrice.

[2] Nous avons communiqué ce fait à la Société d'Horticulture et d'Histoire naturelle de l'Hérault, dans sa séance du 11 décembre 1870.

de Fischer inséré dans les *Annales des sciences naturelles* (4ᵉ série, tom. I, pag. 367, 1857).

Baudelot, le premier, a constaté dans le capreolus de l'*Helix aspersa* la présence d'une petite couronne calcaire qui en occupe la partie antérieure.

Que ce corps soit plus ou moins développé, il est composé « d'une dilatation (*nodus*) et de deux parties filiformes, l'une antérieure,... l'autre postérieure, courbée en canal étroit '» (Moquin).

« Le nodus, d'après Moquin-Tandon, embrasse étroitement une petite masse pulpeuse, légèrement jaunâtre, à laquelle il adhère, et contre laquelle sont appliquées les découpures marginales. » Baudelot a démontré que cette matière n'est autre chose que du sperme, qui occupe, non-seulement le nodus, mais encore l'intérieur du tube qui lui fait suite. Nous avons en effet rencontré dans cette substance des spermatozoïdes mêlés à de l'humeur prostatique[2].

Comment, une fois qu'il a pénétré dans le canal de la poche copulatrice ou dans son diverticulum, ses éléments sont-ils dissous? Plusieurs hypothèses ont essayé de rendre compte de ce fait; mais pour nous, la question est encore à résoudre.

Le capreolus est composé d'albumine coagulée et d'une petite quantité de carbonate de chaux[3].

[1] Voir Milne-Edwards, *Physiologie et anat. comp.*, tom. IX, pag. 359, not. 1.

[2] Baudelot dit que les spermatozoïdes de l'*Arion rufus*, dans le spermatophore, ne lui ont présenté qu'exceptionnellement des mouvements appréciables.

[3] Nous donnerons une description plus détaillée du *capreolus* dans notre étude physiologique.

13. Arrivés, en général, au col de l'oviducte, quelquefois à un point plus élevé, les bords de la gouttière déférente se rapprochent en forme de V, et, constituant une sorte d'entonnoir arrondi, se soudent et forment un canal complet qui va rejoindre le fourreau de la verge.

Ce canal, qui est la continuation de cette partie de l'appareil reproducteur qui commence à la glande hermaphrodite par son conduit excréteur, et qui se continue sous la dénomination de gouttière déférente, a reçu le nom de *canal déférent inférieur*.

D'une longueur moins considérable que chez les Androgynes à orifice séparé, il descend vers la bourse commune en passant au milieu des prostates multifides, lorsqu'elles existent, et en franchissant le vagin ; il est relié à la bourse par une forte couche de tissu cellulaire. Enfin, il va rejoindre le fourreau de la verge à sa deuxième ou à sa première partie, quand la deuxième et la troisième manquent. Il reçoit en ce point un petit filet nerveux émis par le ganglion sous-œsophagien droit.

L'insertion du canal sur la gaîne du pénis est en général terminale, très-rarement latérale. Dans le cas où il n'y a pas de flagellum même rudimentaire, le conduit s'unit terminalement au fourreau dans son entier. Si, au contraire, ce corps existe, le fourreau se bifurque, tandis que le canal, décrivant une sinuosité plus ou moins prononcée, longe le flagellum rattaché avec lui par du tissu cellulaire, et va s'unir terminalement à une partie de la gaîne du pénis.

A cet endroit, celle-ci est un peu fibreuse ; on aperçoit sur ses parois sept ou huit paquets de fibres plus grosses que les autres.

Le canal est formé par une membrane cellulaire et une musculaire interne, quelquefois il est recouvert intérieurement d'une couche glanduleuse[1] ; il présente dans tout son parcours des plis longitudinaux qui le font paraître chez quelques espèces comme composé de lamelles.

Telles sont les diverses parties qui composent l'appareil reproducteur du genre *Helix*.

---

[1] Chez ces espèces, le capreolus est sécrété dans cette portion de l'appareil générateur.

II

14. Les théories sur la génération des Hélices basées sur des considérations physiologiques feront l'objet d'un prochain travail; nous ne nous occuperons présentement que de celles fondées sur les caractères anatomiques.

Les écrits relatifs à ce sujet, jusqu'en 1863, ayant été savamment critiqués par Baudelot, dont le travail ne laisse rien à désirer, nous croyons inutile d'y revenir. En ce qui concerne les considérations anatomiques, nous pensons avoir suffisamment réfuté les systèmes qui se sont produits jusqu'à nos jours.

Toutefois, parmi ces derniers, il en est un, basé en partie sur des preuves anatomiques et histologiques, que nous ne pouvons passer sous silence. Nous voulons parler de celui qu'a émis M. Bourguignat, en 1864, dans sa *Malacologie de la Grande-Chartreuse* [1], et dont voici l'analyse.

[1] Voici l'appréciation de cette théorie par Milne-Edwards; «...... Il (M. Bourguignat) n'a pas exposé avec assez de détails les faits sur lesquels il s'appuie, et toutes les observations relatives à la coexistence des spermatozoïdes et des ovules dans les parties profondes de l'appareil reproducteur sont défavorables à sa manière de voir. Une opinion analogue avait été émise précédemment par Pappenheim et Bertelin.» (Milne-Edwards; *Physiol. et anat. comp.*, pag. 365, note 2.)

Les Mollusques Gastéropodés Androgynes, comme les *Helix*, par exemple, ne se fécondent pas mutuellement. Dans l'acte de l'accouplement, une Hélice joue, tantôt le rôle de mâle, tantôt celui de femelle[1]. — Chaque follicule (ou cœcum) de la glande hermaphrodite est composé d'une poche dans laquelle se trouve *une seule membrane génitifère par excellence, forte, résistante,* dont la partie externe produit les ovules, et la partie interne les rudiments des spermatozoïdes. L'une ou l'autre de ces parties est atrophiée, suivant le rôle que le sujet remplit dans l'accouplement. La membrane génitifère ne pouvant fournir séparément que des ovules ou des spermatozoïdes, il n'y a pas mélange de l'élément mâle et de l'élément femelle dans le canal excréteur, qui est double. L'état de ce canal et celui de la poche copulatrice, qui est gonflée ou flasque selon les cas, indique si le Mollusque a joué le rôle de mâle ou celui de femelle. Dans l'acte de la fécondation, la verge pénètre dans le vagin et dans le *sac vaginal*. Le dard, quand l'ouverture de la gouttière séminale est arrivée juste au niveau de l'orifice de la poche copulatrice, vient fixer le pénis : il joue le rôle de frein, tandis que le *sac vaginal* fait l'office de contre-frein. Chez les Hélices où le sac vaginal fait défaut, il existe deux poches à dard, toujours opposées l'une à l'autre, afin que la verge soit prise et fixée comme dans un étau, lorsqu'elle est parvenue à une position convenable à une bonne fécondation.

---

[1] « Suivant Gaspard, l'*H. vigneronne* s'accouple deux fois, avec un intervalle de 25 à 30 jours. La première fois le Mollusque est fécondé, la deuxième fois il féconde. C'est là évidemment une erreur. » (Moquin-Tandon, *loc. cit.* tom. I, pag. 237.)

S'il est aujourd'hui un fait certain dans la science, grâce aux travaux de Wagner, Meckel, de Siebold, Laurent, Moquin-Tandon et Baudelot, c'est la formation simultanée des ovules et des spermatozoïdes dans le même organe. Qu'on adopte la théorie de Meckel ou celle de Gratiolet, on n'en voit pas moins les deux éléments se former en même temps dans la glande hermaphrodite [1].

L'observation microscopique, ainsi que nous l'avons vu, révèle dans les follicules de cet organe l'existence d'un épithélium interne, formateur des cellules mères des spermatozoïdes, épithélium reposant sur du tissu conjonctif. Dans la trame de ce tissu se développent les vésicules de Graaf, qui, par suite de leur accroissement, venant faire saillie à l'intérieur du cœcum, déversent leur contenu, à un moment donné, dans la cavité de ce dernier.

Conduit d'ailleurs par l'analogie de structure des organes sécréteurs, nous ne saurions admettre l'existence d'une membrane *génitifère par excellence, forte, résistante*. Ces caractères peuvent bien s'appliquer à la membrane enveloppante, mais la mollesse et la perméabilité sont le propre des éléments de sécrétion.

La présence simultanée des spermatozoïdes et des ovules dans la glande hermaphrodite est un fait entièrement contraire au système que nous combattons : il suffit pourtant d'avoir bien observé pour être convaincu de cette vérité.

Le canal excréteur est simple et non pas double. L'expérience ne fait que confirmer le raisonnement sur la nul-

---

[1] Cette démonstration est surtout facile pour les espèces de Mollusques Androgynes chez lesquelles les ovules sont doués d'une couleur spéciale, qui tranche avec la couleur des spermatozoïdes.

lité d'invagination du conduit efférent [1]. Nous croyons avoir suffisamment démontré ce point, sur lequel aujourd'hui tous les Malacologistes sont d'accord.

De plus, Baudelot a prouvé que la gaîne celluleuse qui entoure le canal excréteur ne se retrouve que chez peu de Mollusques avec le caractère qu'elle offre chez l'*Helix pomatia*.

Il résulte de ce que le conduit est simple, que l'élément mâle et l'élément femelle doivent prendre la même voie ; mais il ne s'ensuit pas que leur passage soit simultané : selon nous, le sperme doit s'échapper avant les ovules.

M. Bourguignat a-t-il suivi la descente des œufs à travers tout le trajet du canal efférent? « Quant à la manière de trouver l'œuf dans la trompe, nous dit M. Courty, dans un travail d'Embryologie humaine devenu classi-»que, je la regarde comme impossible pour tous ceux qui »ne l'ont pas vu faire plusieurs fois, ou qui ne se sont pas »exercés sous les yeux d'un observateur habile [2]. » La difficulté de cette recherche, déjà si grande chez les Mammifères, ne fait que croître chez les Mollusques.

D'après M. Bourguignat, l'état de la poche copulatrice indique le rôle que le sujet vient de jouer dans l'accouplement. Est-elle gonflée, d'un assez gros volume, il a rempli les fonctions de femelle ; est-elle au contraire dé-

---

[1] Cette théorie sur l'invagination du canal a conduit M. Bourguignat à dire que « le conduit interne ou testiculaire correspond directement avec la prostate déférente : *la partie externe ou ovarique avec la glande albuminipare.* »

Nous engageons nos lecteurs à répéter les expériences si simples et si concluantes de Baudelot (*loc. cit.*, pag. 93).

[2] *De l'Œuf dans l'espèce humaine*, 1845, pag. 90.

gonflée, flasque, à contours souvent indécis, il a agi comme mâle.

Pour que les conclusions tirées de l'état de la vessie séminale puissent être de quelque valeur, l'examen ne doit pas porter sur deux sujets accouplés, mais sur deux individus dont l'accouplement a cessé depuis un certain temps. On sait, en effet, que chez ces Mollusques l'acte copulateur dure plusieurs heures [1]. La verge met un certain temps à acquérir son état extrême de tuméfaction, et le capreolus à pénétrer dans le canal de la poche ou dans la branche copulatrice. Le sperme doit donc être très-lentement éjaculé, et rester longtemps à se rendre dans son réservoir. Duverney dit « que jusqu'à ce que le pénis ait »atteint tout son développement, ce qui dure à peu près »une heure, il ne sort aucune matière séminale [2]. » Or, pendant tout le temps que dure l'accouplement de deux Hélices, peut-on être assuré que l'éjaculation du fluide fécondateur se fasse simultanément, et que les deux sujets possèdent une activité génésique égale? M. Bourguignat a-t-il examiné la poche pendant ou un peu après l'accouplement? C'est un détail dans lequel il n'entre pas.

Pour éviter la cause d'erreur indiquée plus haut, nos observations ont porté sur un certain nombre d'individus d'*H. aspersa, nemoralis, hortensis, vermiculata, splen-*

---

[1] Nous nous permettrons de révoquer en doute l'opinion émise par M. Milne-Edwards, qui rapporte, d'après Pfeiffer, que l'accouplement des Colimaçons n'est que de 5 à 6 minutes. « Mais, ajoute-t-il avec raison, dans d'autres cas la durée se prolonge : ainsi, chez l'*H. hortensis* et l'*H. aspersa*, les deux individus restent unis pendant dix ou douze heures. » (*Physiol. et anat. comp.*, pag. 36, note 2.)

[2] *Hist. Acad. Sc. Paris*, 1708, pag. 50.

dida, cornea, tués douze ou quinze heures après le coït : nous n'avons jamais pu saisir une différence notable de volume dans la poche copulatrice des deux sujets.

Cependant, dans certains cas où la vessie n'avait pas acquis tout son développement, nous avons nettement distingué les spermatozoïdes en grand nombre, portés par le capreolus dans son canal ou dans le diverticulum de celui-ci ; ce qui établit qu'après l'accouplement ces derniers n'ont pas encore pénétré dans la poche copulatrice, et que l'état qu'elle offre en ce moment ne saurait être une preuve à l'appui du système que nous discutons.

La présence de quelques spermatozoïdes dans la vessie séminale est-elle l'indice du rôle de femelle rempli par une Hélice pendant le dernier accouplement ? Nous ne saurions l'admettre, car ces derniers existent en toute saison, plus ou moins nombreux, dans l'organe en question de tous les individus.

Les verges qui ont pénétré dans les vagins prennent une position convenable à une bonne fécondation.

Mais ce dont M. Bourguignat ne parle pas, c'est que ces organes sont accompagnés du capreolus dans presque toutes les espèces, non-seulement d'Hélices, mais encore dans un grand nombre d'autres Mollusques Androgynes.

Or, si la théorie de cet auteur est fondée, on ne doit trouver pendant l'accouplement que le capreolus du sujet agissant comme mâle, émis dans le corps du sujet fonctionnant comme femelle. C'est ce que l'observation vient formellement démentir.

Déjà MM. Crosse et Fischer, en rendant compte, dans leur journal, de la *Malacologie de la Grande-Chartreuse,* avaient posé cette objection, à savoir : que « toutes les

fois que l'on détache avec précaution deux Hélices accouplées, en ayant soin de choisir, bien entendu, les espèces
chez lesquelles existe cet organe, on obtient deux sper-
matophores et non pas un seul, et que par conséquent
l'accouplement est bien véritablement double et non pas
simple [1] ».

Ajoutons que les deux flagellums sont, dans ce cas,
dépourvus de ces corps, dont les rapports avec les verges,
au début de l'accouplement, sont semblables [2].

Nous regardons l'introduction des deux capreolus
comme une des preuves les plus solides contre la théorie
de la non-réciprocité de l'accouplement des Mollusques
Androgynes.

Mais qu'est-ce qui sert à fixer la verge dans le vagin?
Est-ce le dard [3]? Cette opinion est inacceptable pour plusieurs raisons :

1° Le genre *Helix* est le seul, parmi les Mollusques Androgynes, qui possède un dard. Cet instrument manque
même chez un certain nombre d'espèces de ce genre
(*Helix obvoluta, lenticula, Rangiana, rupestris, occidentalis, strigella* [4], *acuta,* etc.); la fécondation ne s'en opère
pas moins bien chez ceux de ces animaux dépourvus de
cet organe.

2° Le dard, sorti de sa bourse, est mis en jeu hors

---

[1] *Journ. de Conch.*, janvier 1865, pag. 72.

[2] Une préparation faite par nous montre ces rapports jusqu'à l'évidence.

[3] Il ne peut s'agir ici du dard du sujet remplissant vis-à-vis de l'autre
individu les fonctions de mâle.

[4] Suivant de Siebold et Moquin-Tandon, le dard est remplacé dans l'*H.
strigella* par deux cœcums assez longs.

du corps du sujet auquel il appartient. L'observation suffit à prouver que les Hélices s'en servent pour se piquer
sur diverses parties du corps plus ou moins rapprochées
de l'ouverture génitale ; souvent même on trouve des
fragments du stylet insérés dans les téguments externes.
Son usage a été d'ailleurs indiqué par presque tous les
auteurs qui se sont occupés de cette question.

3° Le dard sort de sa poche pour remplir son rôle
avant que l'accouplement proprement dit ait commencé,
c'est-à-dire avant que les deux verges aient pénétré dans
les deux vagins. Tous les auteurs, notamment Cuvier,
Blainville, Duvernoy, Moquin-Tandon, Baudelot et
Milne-Edwards, sont explicites sur ce fait, que l'observation vient démontrer.

4° Le dard est un instrument très-aigu et en même
temps si cassant, qu'on a de la peine à le retirer intact
de son fourreau. S'il servait à fixer la verge, de deux
choses l'une : ou il s'implanterait dans son tissu, et sa
piqûre aurait pour effet de produire un mouvement de
rétraction qui, malgré son état de tuméfaction, ne manquerait pas de déplacer cet organe; ou en comprimant le
pénis, il se romprait et rendrait son rôle de frein impossible. Cette dernière supposition se réaliserait du reste dans
presque tous les cas. A cause de la situation et de l'obliquité de l'orifice de sa bourse, le stylet ne pourrait fixer le
corps, mais bien le pied de la verge, dont la membrane,
composée de fibres longitudinales et transverses, dénuée
de tissu cellulaire, ne manquerait pas de produire cette
rupture : or un examen attentif démontre l'intégrité des
pénis.

Un seul auteur, Swammerdam, dit avoir rencontré le dard dans le *vas deferens* de l'*H. pomatia* [1]. D'après Moquin-Tandon, il aurait pris pour le dard un fragment du capreolus inséré dans le canal de la poche copulatrice. Si par ces termes, ce qui n'est guère admissible, on suppose que Swammerdam a voulu indiquer ce conduit, il est certain que ce prétendu dard ne saurait être qu'un fragment du spermatophore. Si l'on admet au contraire, comme c'est notre opinion, que ces expressions *vas deferens* s'appliquent au vagin, que dans sa description l'auteur Hollandais n'a pas distingué du canal de la vessie séminale, on ne trouvera rien d'étonnant à ce que, par suite d'une résistance quelconque, le dard se soit brisé à l'intérieur de cet organe.

5° Si l'accouplement des Hélices n'était pas réciproque et simultané, et si le dard faisait l'office de frein, le dard seul du sujet remplissant les fonctions de femelle devrait entrer en jeu pour fixer, dans son vagin, la verge de l'individu agissant comme mâle. Or, il n'en est pas ainsi : les deux dards des deux Hélices sortent en même temps

---

[1] « J'ai seulement observé que l'os alcalin avait pénétré dans le vaisseau presque jusqu'à son embouchure dans la matrice. Cependant, autant que je puis m'en souvenir, j'avais irrité l'escargot pendant l'accouplement même, et je l'avais forcé de retirer au dedans de son corps tout l'appareil de la génération. » (Swammerdam, *Collect. Acad.* 1758, pag. 78.) «J'y ai quelquefois trouvé (canal déférent) le petit os alcalin. Cela me fait soupçonner que dans l'accouplement cet os envoie peut-être un peu de liqueur spermatique à la matrice par le moyen du vaisseau déférent supérieur. » (*Id.* pag. 87.)
Blainville relate le même fait d'après l'observation de Swammerdam. (*Dict. Scien. nat.*, tom. XX, pag. 408, v° *Helix*, 1821.) Fischer partage entièrement notre opinion.

4

de leur bourse et exécutent un manége semblable.

6° Cet instrument manque chez beaucoup d'Hélices ; Bouchard-Chantereaux le considère même comme un caractère de virginité. Chez ces sujets, la fécondation ne s'en opère pas moins bien.

Il n'est besoin, d'après nous, d'aucun organe pour retenir la verge dans le vagin. Les deux Hélices accouplées « ne peuvent se séparer en vertu du gonflement énorme qu'a pris le pénis, de manière à ne pouvoir sortir par où il était entré [1]». L'état de tuméfaction des verges s'oppose non-seulement à leur passage à travers la bourse commune et l'ouverture génitale, mais il est tellement prononcé qu'elles exercent une pression sur les parois du vagin.

L'usage de contre-frein assigné par M. Bourguignat à la branche copulatrice, qu'il désigne sous le nom impropre de *sac vaginal*, est aussi inadmissible que celui de frein, signalé pour le dard par le même auteur.

Pour qu'un organe puisse servir de contre-frein, il faut qu'il réunisse deux conditions : premièrement, il doit être solidement attaché par un muscle à une partie du corps de l'animal ; secondement, sa longueur doit être telle, qu'elle lui permette des mouvements d'extension. Or l'anatomie démontre que la branche copulatrice des Hélices n'est jamais munie d'un muscle, ni à son sommet, ni en un point quelconque de son parcours ; elle est simplement reliée par une mince couche de tissu cellulaire. En outre, il existe dans le genre qui nous occupe, certaines espèces chez lesquelles le diverticulum est dé-

---

[1] Duverney, *loc. cit.*, pag. 50.

mesurément long : comment admettre que, chez ces Mollusques, il lui soit possible de se développer, de se dérouler, pour arriver à un état d'extension? Il est évident que, dans cet état, la branche copulatrice dépasserait de beaucoup le corps de l'animal, qui est d'une longueur bien moins grande qu'elle [1].

Basée sur des prémisses erronées, la conclusion de la théorie que nous examinons ne pouvait être que vicieuse; aussi l'auteur est-il en contradiction formelle avec l'observation, quand il avance que chez les espèces d'Hélices qui n'ont pas de branche copulatrice, on trouve deux poches à dard toujours opposées l'une à l'autre, afin que la verge soit prise et fixée comme dans un étau, lorsqu'elle est parvenue à une bonne position.

Trois raisons principales s'opposent à cette manière de voir.

D'abord la bourse du dard et la branche copulatrice manquent chez les *Helix rotundata, rupestris, occidentalis,* etc.

En second lieu, il existe plusieurs espèces qui sont privées de ce diverticulum et qui cependant n'ont pas deux poches à dard. Les *Helix incarnata, fasciata, striata,*

---

[1] Nous n'avons jamais disséqué l'*H. Alpina*; nous ne pouvons donc donner aucun renseignement sur sa branche copulatrice. Moquin-Tandon attribue à cette espèce une vessie séminale globuleuse, pourvue d'un long canal (25 millimètres) et une branche très-petite (*Hist. Moll. Franc.,* tom. I, pag. 201, note 6, et tom. II, pag. 256). M. Bourguignat (*Malac. Grand.-Chart.,* pag. 69) nous dit au contraire que le diverticulum est très-développé (17 millimètres), et qu'il « s'applique le long de la matrice et atteint presque la fente basilaire de l'organe albuminipare. »

variabilis, etc., nous offrent une preuve de cette disposition.

Un exemple plus frappant nous est fourni par l'*Helix pomatia*. Chez les sujets où le conduit copulateur présente un court diverticulum, au lieu de se porter vers la matrice, ce dernier va s'attacher au canal de la vessie séminale ; de sorte qu'au point de vue qui nous occupe, on peut toujours considérer cette Hélice comme dépourvue de branche copulatrice. On sait pourtant que chez cette espèce la bourse du dard est unique.

Enfin, chez les Hélices privées de branche copulatrice et munies de deux poches à dard, ces poches ne sont pas toujours situées à droite et à gauche du vagin. Nous n'en voulons pour exemple que l'*Helix explanata*, que nous avons disséquée bien souvent.

Ce système n'ébranle donc en rien celui qu'on adopte aujourd'hui sur la fécondation du genre *Helix*.

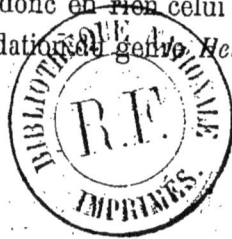

Fig. 2.

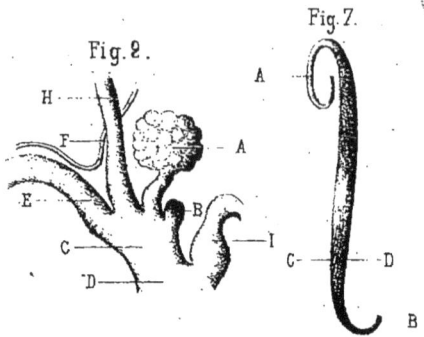

H
F
A
E
B
C
I
D

Fig. 7.

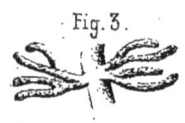

A
C — D
B

Fig. 3.

Fig. 5.

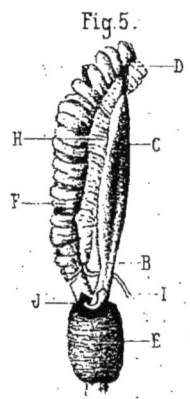

D
H
F
C
B
J
I
E

Fig. 6.

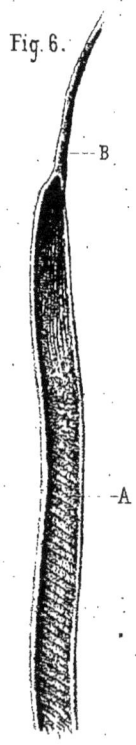

B
A

Fig. 4.

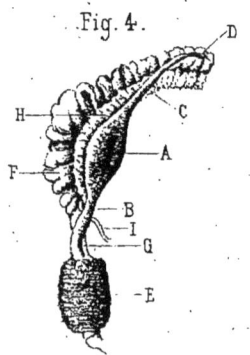

D
H
C
F
A
B
I
G
E

Fig. 1.

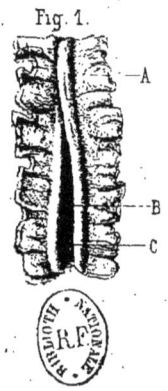

A
B
C

Fig. 8.

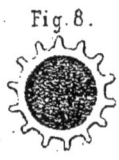

S. Jourdain, del.   Lith. Boehm & fils, Montp.

EXPLICATION DE LA PLANCHE.

Fig. 1. — *Helix aspersa*[1], Müll. (gross. 3 diamètres).

A. Oviducte (pars) ouvert.

B. Gouttière déférente dont on a écarté les bords.

C. Orifice des glandes prostatiques.

1 Le bord de la rainure déférente attenant au côté A de l'oviducte est un peu moins large que l'autre et est recouvert par ce dernier.

Fig. 2. — *Zonites candidissimus*, Moq. (*Helix candidissima*, Drap., *Leucochroa candidissima*, Beck (gross. 3 diamètres).

A. Prostate multiforme.

B. Prostate multiforme accessoire.

C. Vagin.

D. Bourse commune.

E. Col de l'oviducte.

F. Canal déférent inférieur (allant rejoindre la gouttière déférente).

H. Canal de la poche copulatrice.

I. Fourreau de la verge.

Fig. 3. — *Helix Galloprovincialis*, Dup. (*Helix Carthusiana*, Drap.) (gross. 4 diamètres).

Prostates multifides.

Fig. 4. — *Zonites Algirus*, Moq. (*Helix Algira*, Linn., *Zonites Algireus*. Mont.) avant l'accouplement (grandeur naturelle).

A. Poche copulatrice.

B. Son canal inférieur.

C. Son canal supérieur.

D. Son muscle d'attache.

E. Vagin recouvert par une prostate vaginale.

F. Oviducte proprement dit.

G. Col de l'oviducte.

H. Gouttière déférente.

I. Canal déférent inférieur (origine).

F<small>IG</small>. 5. — *Zonites Algirus*, Moq. après l'accouplement (grand. natur.)

    D, E, F, H, I, comme dans la figure précédente.

    B, C. canal inférieur et canal supérieur de la poche copulatrice dilatés par l'introduction du capreolus, qui a fait remonter le contenu de cette poche.

    J. — Capreolus inséré dans le col de l'oviducte.

F<small>IG</small>. 6. — *Zonites Algirus*, Moq. (gross. 2 diamètres).

    A. Partie dilatée du canal déférent inférieur pour montrer les lamelles.

    B. Partie étroite du même canal.

F<small>IG</small>. 7. — *Zonites Algirus*, Moq. (gross. 2 diamètres).

    A. Capreolus, extrémité située vers le fond de la poche copulatrice.

    B. Capreolus, extrémité tournée vers le col de l'oviducte.

F<small>IG</small>. 8. — *Zonites Algirus*, Moq. (gross. 9 diamètres).

    Coupe transversale du capreolus pratiquée en C, D (fig. vii).

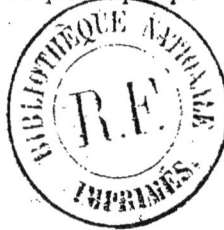

Librairie C. COULET

GRAND'RUE, 5, A MONTPELLIER

AUZILHON (J.). Introduction à l'étude de l'ulcère simple, par J. AUZILHON, aide-anatomiste à la Faculté de médecine de Montpellier. Paris, 1869, 1 vol. in-8° de 135 pag., avec une planche . . . . 2 fr. 50

BERTIN (Eug.). Étude clinique de l'emploi et des effets du bain d'air comprimé dans le traitement des maladies de poitrine, notamment dans le catarrhe chronique, l'asthme et la phthisie pulmonaire, selon les procédés médico-pneumatiques ou d'atmosphérie de M. Émile Tabarié, par M. Eugène BERTIN, directeur de l'Établissement médico-pneumatique de Montpellier, professeur-agrégé de la Faculté de médecine, etc. 2e édition, revue et augmentée, avec une planche. Montpellier, 1 vol. in-8° de 750 pag. . . . 7 fr. 50

BERTIN (É.). De l'embolie, son étude critique, par Émile BERTIN, professeur agrégé à la Faculté de médecine de Montpellier. 1 vol. in-8° de 500 p. 8 fr.

CASTAN (A.). Traité élémentaire des diathèses, par le Dr A. CASTAN, professeur-agrégé à la Faculté de médecine de Montpellier. 1867, 1 vol. in-8° de 468 pages . . . . 6 fr.

CAUVY (F.). Des fractures du crâne, par le Dr F. CAUVY (d'Agde). Montpellier, 1868, 1 vol. in-8° de 1 à XVI-204 pages avec trois planches dont quatre dessins lithographiés et cinq dessins photographiés . . . . 5 fr.

CAZALIS DE FONDOUCE (P.). Derniers temps de l'âge de la pierre polie dans l'Aveyron, la grotte sépulcrale de Saint-Jean d'Alcas et les dolmens de Pilande et des Costes, par P. CAZALIS DE FONDOUCE, ingénieur, licencié ès-sciences naturelles. Montpellier, 1867, 1 vol. grand in-8°, 90 pages avec quatre planches lithographiées . . . . 4 fr.
   (Mémoire couronné d'une médaille de vermeil par l'Académie impériale des sciences, inscriptions et belles-lettres de Toulouse.

CAZALIS DE FONDOUCE (P.). Recherches sur la Géologie de l'Égypte, d'après les travaux les plus récents, notamment ceux de M. Figari-Bey et le canal maritime de Suez, par P. CAZALIS DE FONDOUCE, ingénieur civil, licencié ès-sciences naturelles. Montpellier, 1868, in-8° de 92 pages . . . . . . 3 fr.

COULET (Ch.). Du prodrome en général et de l'importance de son étude en médecine pratique, par C. Coulet, docteur en médecine. Montpellier, 1868, 1 vol. grand in-8° . . . . 2 fr. 50

FUSTER (J.). Monographie de l'affection catarrhale, par J. FUSTER, professeur de clinique médicale à la Faculté de médecine de Montpellier. 2e édit. Montpellier, 1865, 1 vol. in-8° de 616 pages . . . . 7 fr.

MARTIN (L.-H. De). Les trois formes de la matière minérale — organique — organisée, par le Dr L.-H. DE MARTIN, Montpellier, 1868, 1 vol. grand in-8° de 1 à XII-170 pages . . . . 4 fr.
   Des corps gras naturels et artificiels ; considérations chimiques, physiologiques et médicales, par le Dr L.-H. DE MARTIN. 1 vol. gd in-8° de 218 p. 4 fr.

MASSE (E.). Organes de l'audition et sens de l'ouïe, par le Dr MASSE, professeur agrégé à la Faculté de médecine de Montpellier. in-8° de 126 p. 3 fr.

Montpellier. — Typogr. BOEHM et FILS.